AF459580

NOTICE

SUR

L'HOPITAL DE ROTTERDAM

SUIVIE DE CONSIDÉRATIONS

SUR L'HYGIÈNE DES HOPITAUX

ADRESSÉE A L'ACADÉMIE DE MÉDECINE

PAR

M. le Dr R. MARJOLIN,
Chirurgien de l'hôpital Sainte-Eugénie, membre de la Société de chirurgie.

PARIS
J.-B. BAILLIÈRE ET FILS
LIBRAIRES DE L'ACADÉMIE IMPÉRIALE DE MÉDECINE
Rue Hautefeuille, 19.
1862

NOTICE

SUR

L'HOPITAL DE ROTTERDAM

SUIVIE DE CONSIDÉRATIONS

SUR L'HYGIÈNE DES HOPITAUX

Paris — Imprimerie de L. MARTINET, rue Mignon, 2.

NOTICE

SUR

L'HOPITAL DE ROTTERDAM

SUIVIE DE CONSIDÉRATIONS

SUR L'HYGIÈNE DES HOPITAUX

ADRESSÉE A L'ACADÉMIE DE MÉDECINE

PAR

M. le Dr R. MARJOLIN,
Chirurgien de l'hôpital Sainte-Eugénie, membre de la Société de chirurgie.

PARIS
J.-B. BAILLIÈRE ET FILS
LIBRAIRES DE L'ACADÉMIE IMPÉRIALE DE MÉDECINE
Rue Hautefeuille, 19.
1862

NOTICE

SUR

L'HOPITAL DE ROTTERDAM

SUIVIE DE CONSIDÉRATIONS

SUR L'HYGIÈNE DES HOPITAUX

La discussion sur l'hygiène des hôpitaux soulevée devant l'Académie de médecine d'une manière incidente, à l'occasion du mémoire de M. Le Fort sur la résection coxo-fémorale dans les cas de coxalgie, a pris de telles proportions et a eu un tel retentissement que non-seulement deux commissions ont été nommées par l'administration des hôpitaux et M. le ministre de l'intérieur pour étudier les améliorations si nécessaires à introduire dans notre régime hospitalier, et les plans à suivre pour les nouveaux hôpitaux à construire, mais que M. le ministre d'État, justement ému de la gravité de ces débats, a désiré en connaître le résumé et les conclusions.

Pour que la sollicitude du gouvernement fût éveillée à ce point, il fallait qu'il y eût des motifs bien sérieux. En effet, à voir avec quel intérêt le public médical français et étranger suivait cette discussion, il était évident que jamais peut-être question plus élevée et plus difficile n'avait été, depuis longtemps, soumise à l'Académie. Ce n'était plus seulement une question de science, mais une véritable question d'humanité, car il ne s'agissait rien moins que de vérifier si nos hôpitaux sont réellement aussi meurtriers que les relevés officiels semblent l'indiquer, et de voir si nos insuccès dans les grandes opérations ne dépendent pas de quelques conditions d'insalubrité auxquelles il serait urgent de remédier.

Je ne reviendrai pas sur cette différence des statistiques anglaises et françaises, si diversement interprétée, je dirai seulement qu'au lieu de douter de la bonne foi de nos voisins, ce qui n'était pas de très bon goût, et pourrait bien nous attirer de justes représailles, il eût été bien préférable de rechercher avec soin si réellement nos hôpitaux ne présentent pas des imperfections susceptibles d'influer sur la mortalité. A plusieurs reprises, pendant des voyages à l'étranger, la question de l'hygiène des hôpitaux avait été pour moi l'objet d'études sérieuses, et tout en reconnaissant que l'ensemble de notre organisation hospitalière était infiniment supérieur à tout ce que j'avais observé, je ne pouvais me dissimuler que les étrangers avaient introduit dans leurs hôpitaux des modifications qu'il serait utile d'adopter chez nous, et que les fréquents rapports des chefs de service de santé avec les administrateurs avaient singulièrement contribué au progrès général.

A l'appui de cette proposition, je ne saurais mieux faire que de citer la construction de l'hôpital de Rotterdam, et d'en donner la description. Ce sujet m'amènera naturellement à étudier plusieurs des questions qui ont été le sujet de la discussion générale, et à déduire de cet examen un certain nombre de conclusions.

Tout récemment, ayant eu l'occasion de passer quelques jours à Rotterdam, mon premier soin en arrivant dans cette ville fut d'aller visiter l'hôpital; j'avais tellement entendu vanter son heureuse distribution et sa bonne tenue que je désirais vivement savoir à quoi m'en tenir.

M. le professeur Molewater, qui est en même temps médecin en chef et gouverneur de l'hôpital, m'accueillit avec la plus grande obligeance, et se prêta d'autant plus volontiers à satisfaire ma curiosité que c'est lui qui a donné les plans : aussi peut-on dire que le ziekenhuis ou maison des malades de Rotterdam est son œuvre personnelle.

C'est en 1844 que l'on commença les fondations de cet hôpital, destiné à remplacer l'ancien, occupé aujourd'hui par les femmes syphilitiques. La nature du terrain, si fâcheuse dans ce pays pour les constructions, ayant occasionné des tassements dans les murs, on suspendit les travaux pendant plusieurs années, et ce ne fut qu'en 1848 qu'on les reprit. A cette époque, M. le professeur Molewater ayant été nommé directeur en chef, fut chargé de toute l'organisation administrative et matérielle. Nécessairement notre confrère fut obligé d'accepter la forme et les dimensions primitives du bâtiment; mais pour toute la distribution intérieure, pour tous les aménagements, la ville et le conseil d'administration lui laissèrent pleine et entière liberté.

L'hôpital de Rotterdam, dont je vais actuellement donner la description, contient 265 lits; outre les pauvres, il reçoit des malades payants; il est situé vis-à-vis un large canal, dans un des quartiers les plus aérés de la ville, entouré d'assez vastes jardins, et construit de telle façon que l'on pourrait, à la rigueur, l'augmenter sans modifier le plan primitif. Sa forme est celle d'un T, dont l'extrémité supérieure, parallèle à la direction du quai, forme la façade exposée au nord-est. C'est de ce côté, malheureusement, que donnent la plupart des salles occupées par les malades et les logements du personnel administratif. L'aspect général du bâtiment, qui est fort digne, sans avoir rien de monumental, n'inspire aucune pensée triste, et en traversant le jardin anglais qui mène au vestibule d'entrée, on ne croirait jamais être dans un hôpital.

Le principal corps de bâtiment, qui a 83 mètres de longueur sur 25 de hauteur, est divisé en quatre étages ayant chacun treize grandes fenêtres. Le rez-de-chaussée est occupé par la pharmacie, la cuisine et ses dépendances, la machine à vapeur et divers offices ; les trois étages supérieurs sont entièrement réservés aux malades, sauf la portion centrale, en partie habitée par le personnel administratif.

Il suffira, du reste, pour comprendre la distribution de l'hôpital de jeter les yeux sur le plan représentant la coupe du premier étage.

En arrivant par la porte d'entrée A, on pénètre dans le vestibule B, menant à un large escalier à double rampe I, qui donne accès au bureau d'admission C, à l'appartement du médecin directeur D, à son cabinet E, et à un vaste couloir M desservant toutes les salles. M. Molewater voulant autant que possible éviter tout encombrement dans les escaliers, et toute la perte de temps causée par le transport des malades ou des objets indispensables au service, a mis à profit la force motrice de la machine à vapeur dont l'établissement dispose pour mettre en mouvement deux plateformes.

C'est au moyen de ce transport vertical K que l'on fait monter ou descendre les malades, les aliments, etc. Ce mécanisme, fort simple, est d'une grande économie pour la maison et d'un grand secours pour les malades, auxquels il évite des secousses toujours fort pénibles.

Les grandes salles L, occupées par les malades non payants sont au nombre de quatre pour chaque aile principale ; il y en a huit par étage ; elles contiennent chacune dix lits. Leur longueur est de 11 mètres sur $6^{m},50$ de large et $4^{m},70$ de haut. Ce qui donne de 33 à 34 mètres cubes par malade.

Quatre salles forment une sous-division confiée à un surveillant ou une surveillante chef dont la chambre à coucher T est contiguë à la salle.

Chaque salle est pourvue : 1° d'une office U, d'un cabinet de toilette ou lavoir V et d'un cabinet d'aisance S. Toutes ces pièces qui, malheureusement, nous devons le dire, pèchent par la petitesse, sont tenues avec une exquise propreté, et bien que les cabinets d'aisance soient contigus aux salles, ils ne causent aucune gène par leur odeur. Le système adopté est fort simple, c'est un siège en bois peint ; il suffit de tourner une clef pour faire écouler les matières et de tourner l'autre pour que l'eau arrive dans la cuvette. Toutes les parois du cabinet sont revêtues de carreaux de faïence, ce qui rend le nettoyage très facile. Les salles sont parquetées en sapin et non cirées ; comme dans beaucoup d'habitations elles sont lavées; seulement on prend de grandes précautions pour éviter toute humidité. Il ne faut pas croire, du reste, que cette coutume ne soit usitée que dans les hôpitaux du Nord, il paraît qu'à Toulouse, le nettoyage des parquets se fait avec du tan humide. Tout à côté des salles de malades sont placés les bains simples F et les bains de vapeur G avec une chambre de repos très convenable H. Ces bains sont fort bien installés, munis d'appareils de douches, etc.

Les deux divisions d'hommes et de femmes sont desservies par un très large couloir M, pouvant servir de promenoir dans les mauvais temps. Au centre de ce couloir est un espace vide largement éclairé par le haut ; c'est en quelque sorte la cage de l'escalier. Dans l'arrière-corps de bâtiment se trouvent les chambres des malades payants de première classe. Comme toutes les autres salles, elles sont munies de cabinets d'aisance et d'un cabinet de toilette.

Ces chambres sont assez vastes et peuvent contenir plusieurs lits. Au bout du couloir se trouvent d'un côté la salle d'opération O, et de l'autre la salle du conseil.

La salle d'opération, qui sert en même temps pour les cliniques et les cours de médecine et de chirurgie faits par MM. les professeurs Molewater et Polano, est spacieuse et éclairée de manière à ce que l'opérateur et les élèves placés dans l'amphithéâtre puissent bien voir.

La seule critique que je me permettrai en passant, et que notre confrère me le pardonne, c'est au sujet de la table d'opération ; certainement c'est un chef-d'œuvre de mécanique, peut-être un peu trop somptueux; mais son maniement est beaucoup trop compliqué pour qu'on songe à l'adopter.

La salle du conseil N sert en même temps de bibliothèque et de musée; tout autour règnent des armoires renfermant un arsenal fort complet de chirurgie, quelques pièces d'anatomie pathologique bien préparées, et un certain nombre d'ouvrages de médecine ou de chirurgie d'un prix trop élevé pour être à la portée de la fortune des étudiants. Il est alloué chaque année pour l'achat des instruments, des livres et l'entretien du musée une somme d'une certaine importance.

Au-dessus des deux autres étages qui présentent la même

distribution, se trouvent de vastes séchoirs, des magasins et deux immenses réservoirs d'eau alimentés par la machine à vapeur et communiquant ensemble, puis le mécanisme du transport vertical et enfin le matériel nécessaire pour les cas d'incendie.

Tout le rez-de-chaussée occupé par la pharmacie, la cuisine, les magasins de vivres et la chaudière à vapeur se divise de la manière suivante :

La pharmacie occupe toute la partie correspondant aux lettres N O R R. Elle est bien installée, outre l'officine où se préparent les tisanes, etc., il y a un laboratoire de chimie renfermant tout ce qui est nécessaire pour faire des analyses.

La cuisine, les magasins de vivres, le réfectoire des infirmiers situés dans l'aile gauche de la facade sont tenus avec la propreté caractéristique des Hollandais. En visitant la cuisine, M. Molewater me fit remarquer la petitesse du fourneau relativement au personnel de la maison. Cela ne s'explique que lorsqu'on sait que tous les aliments, sans même en excepter le rôti, sont préparés à la vapeur : l'appareil employé est fort ingénieux et mérite d'être sérieusement étudié. Voulant ensuite connaître le résultat de ce mode de préparation, j'ai goûté les divers aliments et puis assurer qu'ils sont bien apprêtés.

La machine à vapeur, qui rend de si grands services à l'établissement, est située dans l'aile droite du grand bâtiment. Sa force est de trente-deux chevaux environ. Elle sert non-seulement au transport des malades et de tout le matériel du rez-de-chaussée aux étages supérieurs, à faire parvenir l'eau dans toutes les parties de l'établissement, à alimenter les bains ; mais en outre elle sert à chauffer toute la maison, et enfin, elle remplace très économiquement les fourneaux de la pharmacie et de la cuisine. Dans le principe, elle était utilisée, et servait pour la buanderie ; mais aujourd'hui que le blanchissage est fait au dehors, elle ne sert qu'à essanger le linge avant son lessivage.

Pour arriver à un résultat aussi complexe, il a fallu nécessairement faire bien des recherches, et comme l'on dit, bien des écoles, inconvénients que pourront éviter actuellement ceux qui voudraient appliquer ce système.

Un fait qu'il est bon de noter, c'est que, par suite des précautions que M. Molewater a prises pour bien isoler ses tuyaux de conduite d'eau, il est arrivé dans un pays où les hivers sont si rigoureux, à n'avoir jamais la moindre interruption. Constamment l'eau arrive à tous les étages, et le service des bains, qui est fort bien installé, fonctionne toujours.

Le chauffage se fait au moyen de calorifères à air chaud ; l'air, avant d'entrer dans les salles, est saturé de vapeur d'eau.

La salle des morts et la salle d'autopsie, qui sont très bien disposées et parfaitement tenues, sont éloignées du corps de bâtiment principal et placées du côté opposé au promenoir.

L'hôpital de Rotterdam est-il un modèle parfait à l'abri de toute critique ? Non, mais on doit dire que, malgré ses imperfections, l'idée fait honneur à son auteur, car il est parvenu à combler un certain nombre de *desiderata* existant encore dans la plupart de nos hôpitaux. Si dans l'exécution du plan il avait pu donner à l'ensemble des proportions plus grandes, il eût en grande partie réalisé les améliorations réclamées aujourd'hui, à savoir : de petites salles d'une surveillance facile et pourvues de tous les accessoires si nécessaires dans un service. Maintenant, bien que, par des circonstances imprévues et la nécessité de créer de nouveaux lits, il ait fallu supprimer les salles de réunion pour l'hiver, et ce qui est encore plus fâcheux, les salles particulières destinées aux grands opérés, il n'en est pas moins vrai de dire qu'il y a dans ce plan des parties qui méritent d'être étudiées, surtout si l'on prend chez nous la résolution si sage et si nécessaire de créer plusieurs petits hôpitaux de 300 lits dans les localités de Paris qui se trouvent le plus éloignées de tout secours.

Au reste, M. Molewater espère que l'on pourra plus tard faire cesser une partie de ces inconvénients, si, comme c'est dans les projets, on agrandit l'hôpital. On pourra alors non-seulement desserrer les lits, avoir des salles isolées et pour les opérés et pour les malades atteints d'affections contagieuses. Il sera enfin possible d'avoir une petite division distincte pour les enfants.

Une fois ces améliorations opérées, il resterait, comme complément indispensable, l'établissement d'un système de ventilation artificielle bien compris et ayant surtout la sanction d'une longue expérience et de nombreux essais: comme celui de M. Léon Duvoir. Or, d'après ce que me disait naguère M. le docteur Boudin, médecin en chef de l'hôpital de Vincennes, qui a étudié, comme on le sait, avec tant de soin le problème si difficile à résoudre du chauffage et de la ventilation dans les édifices publics, ce serait peut-être ce système qui offrirait les plus grands avantages.

Je me suis peut-être laissé entraîner un peu loin dans la description de la disposition intérieure de l'hôpital de Rotterdam; mais j'en avais entendu parler si souvent presque comme d'un modèle, que je tenais beaucoup à le visiter en détail, surtout dans la circonstance actuelle, où il s'agit de rechercher quelles sont les meilleures règles à suivre pour diminuer la mortalité dans nos hôpitaux.

L'hôpital de Rotterdam, malgré les imperfections que j'ai cru devoir signaler, présente-t-il des conditions d'insalubrité telles que MM. Molewater et Polano aient eu à s'en plaindre dans leur pratique? Jusqu'à ce jour, m'ont-ils dit, ils n'ont eu aucune épidémie grave; les érysipèles y sont rares, et les résultats des grandes opérations généralement satisfaisants. Quelle peut être la cause de ces avantages dans un hôpital où les lits sont trop serrés, garnis de rideaux, et où le renouvellement de l'air se fait simplement par de larges fenêtres, sans ventilation artificielle? J'ai questionné sur ce sujet nos deux confrères, et je les ai trouvés très portés à croire que l'occupation continuelle de nos salles pendant une longue période d'années peut bien être la cause de nos insuccès.

Pour parer autant que possible à tous les inconvénients d'un service trop actif, car l'hôpital est aujourd'hui bien insuffisant pour la population de la ville et les malades venant de la campagne, et pour remédier à l'absence de salles de rechange, ils ont soin tous les ans de fermer successivement chaque salle et de la blanchir à la chaux; toutes les parties de la maison sont également nettoyées de la même manière. Moins effrayés que quelques-uns d'entre nous de l'usage des rideaux, ils insistent au contraire pour qu'on les conserve, à la condition toutefois qu'on les simplifie et surtout qu'on les blanchisse plus souvent.

Avec de semblables pratiques, on doit avoir des salles bien tenues. En effet, ayant suivi la visite du docteur Polano, je dois dire que ses salles n'exhalaient aucune mauvaise odeur, bien qu'il y eût alors dans le service une femme ayant un anus contre nature et deux hommes atteints d'affections des voies urinaires. Enfin, comme dernière précaution, pour éloigner tout ce qui peut vicier l'air, ils ont adopté une coutume qui n'est, je crois, utilisée en France que dans les hôpitaux militaires, c'est de ne laisser aux malades rien de leurs vêtements ; l'administration leur fournit un costume complet, y compris la chaussure.

Bien que dans ce travail je n'aie pas à m'occuper des méthodes de pansement employées dans les grandes opérations, je dirai en passant que le docteur Polano cherche autant que possible après ses amputations à obtenir la réunion par première intention à l'aide de bandelettes agglutinatives, et qu'il est pour les pansements rares.

Dans ces dernières années, l'hôpital a reçu par an environ 1700 malades, 1100 en médecine et 600 en chirurgie. La mortalité a été de 240 à 250.

Sa population se compose de malades pauvres et de malades payants ; comme il n'y a pas à Rotterdam d'hôpital d'enfants, ce que regrettent nos collègues, on en admet de temps à autre ; mais généralement le nombre de ces admissions est très restreint. Il ne se fait pas d'accouchements à l'hôpital ; il y a dans la ville une petite Maternité séparée. Curieux de connaître à combien chaque lit était revenu, j'ai pris des informations et j'ai su que chaque lit revenait à 6000 francs.

Actuellement que j'ai terminé la description de l'hôpital, je crois devoir dire quelques mots de son organisation administrative. Cet établissement n'a ni biens ni revenus fixes ; toutes ses dépenses sont supportées par la régence de la ville ; seulement on en déduit les recettes qui proviennent des malades payants, et le produit des bains sulfureux, de vapeur, etc., que viennent prendre les habitants de la ville. Cette recette, l'année dernière. a été de 68 000 francs.

La haute surveillance de l'hôpital est confiée au bourgmestre de la ville et à une commission de sept membres, composée de trois membres du conseil municipal et de quatre notables de la bourgeoisie. Ce conseil se réunit tous les mois *dans l'hôpital même;* le médecin en chef, gouverneur de l'hôpital, assiste aux séances et a voix consultative. A tour de rôle, chaque mois, un des membres du conseil est chargé de visiter l'hôpital.

Les membres de la commission sont nommés pour sept ans. Celui des membres désigné par le sort ou l'ancienneté pour cesser ses fonctions ne peut être réélu qu'au bout d'un an.

Les attributions des membres du conseil sont à peu près les mêmes que celles de notre ancien conseil général ; mais ce qui nous semblera bien extraordinaire en France, c'est que la direction réelle de l'établissement est confiée au médecin en chef qui réside à l'hôpital, et a sous sa dépendance tout le personnel de la maison.

Cette particularité est tellement en dehors de nos habitudes que j'ai cru devoir la signaler, et je le fais d'autant plus volontiers que l'hôpital de Rotterdam étant parfaitement tenu, il est permis d'en conclure que le titre de docteur n'exclut pas la qualité de bon administrateur ; seulement il est regrettable que le conseil d'administration, qui avait si bien compris tout l'avantage qu'il pouvait retirer des lumières et de l'expérience du médecin gouverneur, n'ait pas admis également dans le sein de la commission administrative le chirurgien en chef de l'hôpital, il eût également trouvé en lui un utile auxiliaire dans bien des questions.

Le service médical et chirurgical est rempli par le médecin et chirurgien en chef; tous deux ont le titre de professeur. Les cours se font à l'hôpital, qui a aussi le titre d'école de médecine. Il y a en outre deux aides ou assistants en médecine et en chirurgie. Ces deux aides, qui ont les mêmes fonctions que les internes chez nous, sont nourris, convenablement logés, et touchent en outre des honoraires. Il y a de plus un pharmacien en chef et un aide qui sont attachés à l'établissement.

Je n'entrerai pas dans plus de détails sur le restant du personnel; je me contenterai d'ajouter que, d'après le calcul de M. Molewater, il y a un infirmier pour dix malades, et que les gages de ces employés sont plus élevés que chez nous.

Telle est en résumé l'organisation de l'hôpital de Rotterdam, hôpital qui, je le répète, sans être un modèle complet, présente cependant des dispositions et des aménagements qu'il serait bon d'étudier; bien certainement en donnant à l'ensemble des proportions plus grandes, on ferait disparaître les quelques défauts que j'ai indiqués (1).

Maintenant à quoi tient cet aspect d'ordre, de bonne tenue, qui fait réellement plaisir quand on entre et que l'on pénètre comme je l'ai fait dans le détail, si ce n'est à cette surveillance de tout instant exercée par le médecin en chef résidant, et surtout à cette sage coutume réglementaire qui rassemble tous les mois dans l'hôpital les administrateurs et l'un des chefs du service de santé? Comment des abus pourraient-ils persister, comment la discipline pourrait-elle se relâcher? Tout le mot de l'énigme est donc dans cette louable coutume, qui existe dans la plupart des

(1) L'architecte de l'hôpital est M. W. N. Rose.

hôpitaux de France, et qu'il serait bien utile d'introduire à Paris.

Là, si le médecin a quelque réclamation à adresser, quelque amélioration à demander, il n'a pas besoin d'un tiers pour présenter sa requête ; c'est lui-même qui l'expose, qui en fait ressortir l'utilité, et il résulte nécessairement de ces rapports directs entre l'administrateur et le médecin une union, une intimité qui tournent toujours au profit des malades.

RÉFLEXIONS

SUR

L'HYGIÈNE DES HOPITAUX EN GÉNÉRAL

En commençant cette notice, j'ai dit que je serais naturellement amené à revenir sur la question de l'hygiène des hôpitaux, et j'y suis d'autant plus porté que le point de départ de la discussion générale a été un travail sur la résection de la hanche dans les cas de coxalgie. Or, cette affection est tellement commune dans l'enfance et si meurtrière, lorsque la suppuration est établie, qu'il est bien important de rechercher si, lorsque la thérapeutique a épuisé toutes ses ressources, le chirurgien peut encore intervenir avec quelque chance de succès en pratiquant une opération des plus graves. Je n'examinerai pas, dans ce moment, si les Anglais font la résection dans des cas où nous ne la ferions pas ; je considère l'opération comme indiquée, et, consultant les relevés publiés par M. Le Fort, je trouve une série de succès tellement encourageants qu'il devient évident que l'opération présente des chances de salut. Ces chances seront-elles aussi favorables dans nos hôpitaux ? Tel est le point principal sur lequel la controverse s'est établie. Or, il résulte de statistiques faites avec soin, que si l'on compare un certain nombre de grandes opérations de même nature faites à Londres ou à Paris, l'avantage n'est pas de notre côté ; il y a plus, si, au lieu de prendre pour terme de comparaison les relevés étrangers, nous examinons simplement ce qui se passe en

France, chez les opérés de la campagne et les opérés de Paris, nous sommes obligés de convenir que ce sont encore nos confrères de la province qui sont les plus heureux, et qu'il est telle opération, comme l'opération césarienne, qui réussit souvent en province, tandis qu'elle a toujours échoué à Paris. Quelle preuve, d'ailleurs, plus frappante de cette proposition que les succès obtenus par Moreau et Champyon de Bar dans les résections. Or, si nous rapprochons ces faits de ceux que nous avons observés, nous devons dire qu'en province ces opérations graves ont eu une prompte et heureuse terminaison, tandis qu'à Paris nous redoutons toujours les suites fâcheuses d'une suppuration longue ou d'un séjour prolongé à l'hôpital. Nous comptons, il est vrai, un certain nombre de succès, mais combien n'y a-t-il pas eu de revers? Est-ce la hardiesse ou le talent qui manque à l'école de Paris ; les malades qui nous sont confiés seraient-ils entourés de moins de soins ; les méthodes de pansement usitées à l'étranger seraient-elles préférables aux nôtres ; la race, le climat auraient-ils une influence? Mais aucune de ces raisons ne peut être sérieusement invoquée; la seule réelle, qu'il faut pourtant bien avouer, c'est le manque de certaines conditions de salubrité dans nos hôpitaux. Quelques personnes ont tellement répété qu'en résumé toutes les réclamations des chirurgiens ne portaient que sur des questions de détails, tels que la viciation de l'air, le défaut d'espace entre les lits, le mode de chauffage ou d'entretien de la propreté, etc., qu'en vérité nous nous sommes demandé, à notre tour, en quoi consistait l'hygiène. Comment l'agglomération d'un grand nombre de malades dans des salles souvent mal disposées, mal aérées, sans cesse occupées, restant huit, dix ans et plus sans être réparées, l'absence de salles de rechange, de promenoirs d'hiver, l'état déplorable des lieux d'aisances, etc., comment toutes ces causes réunies ne constitueraient pas un ensemble essentiellement fâcheux? Mais, en présence de ces conditions d'insalubrité, que personne ne peut nier, n'est-il pas, au contraire, plus urgent, si l'on veut conjurer le mal, de les signaler et de les faire disparaître que de nous occuper de l'influence de la race, du climat et des mœurs?

Loin de moi la pensée de dire ici rien qui puisse amoindrir la considération générale dont jouit si justement notre administration des hôpitaux, comme je l'ai dit dans la note adressée à mon ami le docteur Gosselin: nulle part je n'ai rencontré dans les institutions de charité un ensemble d'organisation égale à la nôtre. Mais en faut-il conclure, avec quelques optimistes, que, sauf quelques petits détails d'intérieur auxquels il est facile de remédier, il n'y ait rien à faire? Non certes, dans une circonstance semblable il faut avoir le bon sens d'avouer ses imperfections, et le courage, si c'en est un, de réclamer les réformes qu'il est urgent d'introduire. N'oublions pas qu'il y a quinze ans Paris était de toutes les villes d'Europe la plus complète, promenades, monuments, musées, collections scientifiques, rien n'y manquait : aussi l'étranger admirait-il avec juste raison notre capitale, et cependant il y avait encore des quartiers immondes et malsains. Aujourd'hui tout cela a disparu en partie, de larges voies de communication, de nouvelles places, de riants jardins ont remplacé des rues fangeuses, de tristes cloaques dans lesquels on n'osait se hasarder. Que la même réforme s'opère dans nos hôpitaux, et le chiffre de la mortalité dans les opérations, déjà diminué depuis certaines améliorations, s'abaissera encore, comme l'a démontré notre collègue M. Trélat dans sa récente communication à l'Académie.

Mais, pour arriver à ce résultat, le but de tous nos vœux, il faut d'abord indiquer les changements à faire. C'est ce que nous allons exposer rapidement.

La principale cause d'insalubrité dans la plupart de nos hôpitaux, celle qu'il faut citer en premier lieu, c'est, sans contredit, l'encombrement. Si c'est déjà une circonstance défavorable pour des individus en bonne santé, que l'on juge quelles conséquences fâcheuses cela peut avoir lorsqu'il s'agit de malades, de blessés exhalant parfois une odeur tellement infecte et malsaine que les personnes chargées de leur donner des soins sont exposées à contracter des affections très graves. Comme l'a fait remarquer M. Malgaigne, dans beaucoup de services l'espace ménagé entre chaque lit est insuffisant : ainsi à l'hôpital Saint-Antoine où j'ai longtemps remplacé Bérard aîné, les lits présentent encore aujourd'hui les distances que je vais indiquer. Sur un certain nombre pris au hasard, j'ai trouvé pour la salle des hommes au rez-de-chaussée 0m,54 — 0m,64 — 0m,65 — 0,m68. Au premier, 0m,50 — 0m,59 — 0m62 et dans la salle de chirurgie (femmes) de 0m,63 à 0m,80. Il est évident, d'après ces mesures, que les lits sont beaucoup trop rapprochés. A l'hôpital Sainte-Eugénie, dans plusieurs des salles du service de chirurgie, cet espace, en moyenne, n'a pas plus de 0m,70 à 0m,80. Or, dans une salle d'enfants, l'air a peut-être encore plus besoin d'être renouvelé, attendu que, malgré tous les soins que l'on prend, il est bien difficile de les tenir aussi propres que des adultes. Lorsqu'à ces causes de viciation de l'air viennent s'ajouter celles inhérentes à une brûlure générale, à une vaste suppuration osseuse, accidents si communs dans notre service, malgré toutes les précautions et tous les désinfectants, nous ne pouvons empêcher la mauvaise odeur.

Si encore les fenêtres étaient toujours percées à une hauteur convenable, ou disposées de façon à s'ouvrir facilement, sans nuire aux malades, et si, en conservant les cheminées, on s'était réservé un moyen d'assainissement recommandé par le conseil d'hygiène ; malheureusement non, dans beaucoup de services plusieurs de ces conditions indispensables à la salubrité manquent complétement.

La conséquence naturelle de cet état est non-seulement de faciliter la propagation des maladies contagieuses, mais d'exercer sur les plaies une influence déplorable. Ainsi, à l'hôpital Sainte-Eugénie, bien que le résultat des grandes opérations soit en général assez satisfaisant, et c'est la règle chez les enfants, je ne puis faire une amputation, sans que très peu de jours après, la plaie ne prenne un mauvais aspect et ne présente les caractères de la pourriture d'hôpital. Cette influence de l'air de la salle est si marquée que dernièrement, ayant eu à pratiquer à deux ou trois jours d'intervalle des opérations graves sur deux jeunes filles : chez l'une, la dissection de larges brides cicatricielles du bras, et chez l'autre, une désarticulation coxo-fémorale, la première, qui était restée dans la salle commune, fut atteinte, au bout de quarante-huit heures, de pourriture d'hôpital, malgré l'emploi de l'irrigation continue, tandis que l'autre, que M. Brezin, directeur de l'hôpital, avait bien voulu, à ma demande, laisser isolée dans la salle d'opération, échappa à cette terrible complication. Un instant même, l'état général était si satisfaisant que j'eus presque l'espoir de la sauver ; mais elle succomba le dix-neuvième jour, épuisée par la suppuration.

L'encombrement dont nous venons de parler n'est pas la seule cause d'insalubrité dans nos hôpitaux ; il y en a une autre au moins aussi grande, c'est l'occupation continuelle des salles pendant des époques indéterminées et l'absence complète de salles de rechange. Jamais elles ne se reposent, si ce n'est à des intervalles très éloignés, tous les huit ou dix ans et plus, lorsqu'elles sont dans un état tel qu'il est de toute nécessité de refaire les peintures. A un malade en succède un autre ; constamment, si ce n'est dans la belle saison, tous les lits sont sans cesse occupés. Il ne peut pas en être autrement, car leur nombre est tellement insuffisant pour la population, que l'on est quelquefois forcé de renvoyer des malades qui ne sont pas encore complétement guéris, ou ce qui est toujours très fâcheux comme hygiène, d'établir des lits supplémentaires.

Sont-ce là des conditions favorables pour des individus qui ont subi de grandes opérations? Assurément non. Cela est tellement vrai que, dans sa notice si intéressante sur les hôpitaux militaires, M. Larrey, insistant sur ces avantages de l'évacuation régulière et successive des salles dans les établissements de l'armée, a rappelé les instructions de l'ancien conseil d'hygiène, qui prescrivent de blanchir chaque année les salles à la chaux. J'ai, du reste, été dernièrement témoin de l'exécution de cette sage mesure en visitant l'hôpital militaire de Vincennes. Bien qu'il soit de construction toute récente, il y avait déjà un pavillon entièrement fermé. On m'objectera, je le prévois, que dans les hôpitaux étrangers on retrouve bien aussi quelques-unes des conditions d'insalubrité contre lesquelles nous nous élevons, c'est bien certain ; mais, lorsque nous les avons cités comme exemple, c'était seulement pour parler de ce qu'ils présentaient de bon à imiter. Or, à Vienne, l'habitude d'évacuer régulièrement et pendant un certain temps chaque salle et de la laisser reposer est établie depuis longtemps, et sans aller si loin, nous pouvons dire que si cette mesure d'hygiène est prescrite dans les hôpitaux militaires, elle est aussi en usage à l'hôpital civil de Toulouse; car, si je ne me trompe, notre confrère, M. Estevenet, a pour les opérés deux salles particulières, qui se reposent alternativement tous les trois mois.

Non-seulement, en créant dans chaque hôpital un certain nombre de salles de rechange, on remédierait à une cause permanente d'insalubrité ; mais dans les cas d'épidémies ou d'accidents imprévus, on ne serait plus pris au dépourvu et l'on pourrait faire face à toutes les exigences d'un service improvisé, sans pour cela évacuer des salles entières comme nous l'avons vu à l'époque du choléra ou dans d'autres circonstances non moins tristes. Mais comme, à Paris, bon nombre de salles contiennent jusqu'à soixante à soixante-dix lits, la conséquence de leur fermeture serait d'enlever tout de suite aux malades un trop grand nombre de places. C'est encore une raison qui milite en faveur des salles de vingt à trente lits au plus.

En bonne hygiène, il ne suffit pas d'avoir remédié aux conséquences fâcheuses de l'encombrement et de l'occupation permanente des salles, il faudrait encore pouvoir isoler les malades atteints d'affections contagieuses pour en arrêter autant que possible le développement. C'est pénible à dire ; mais à Paris, cette ressource si précieuse nous manque presque complétement, car bien peu d'hôpitaux sont pourvus de salles séparées, et la plupart de celles qui existent sont beaucoup trop petites pour que l'on s'en serve utilement. Ce n'est pas seulement dans les hôpitaux d'adultes que cette mesure est nécessaire, elle est peut-être encore plus indispensable dans les hôpitaux d'enfants pour prévenir des épidémies très meurtrières. Comme en pareil cas les faits ont plus de valeur que les opinions, je ne saurais mieux faire que de citer la note suivante extraite du rapport de la commission médicale de 1838, adressé aux membres du conseil général :

« En 1835, la commission médicale vous disait que, faute » de salles destinées à isoler les maladies contagieuses, l'hô- » pital des Enfants offrait chaque jour le spectacle d'en- » fants qui, entrés pour la plupart pour une maladie légère, » venaient y chercher, non la guérison, mais la mort. Elle » vous exposait que, dans une période de six mois, depuis » le 1er octobre 1833 jusqu'au 1er avril 1834, on avait ob- » servé dans l'hôpital 155 fièvres éruptives, que sur ces » 155 cas, 88, c'est-à-dire près des trois cinquièmes, » avaient été contractés dans l'hôpital ; que sur ces 88 ma- » lades, 52 avaient succombé, tandis qu'on n'en avait perdu » que 21 sur les 77 autres venus du dehors. En résumé, » ajoutaient nos confrères, plus du cinquième de la mor- » talité des enfants est dû à cette cause que l'administra- » tion peut facilement détruire. Cette cause, messieurs, » existe encore en 1839, avec toutes ses funestes consé- » quences, etc. »

J'ignore quel a été pour l'hôpital des Enfants le résultat de cette seconde démarche faite par des chefs de service dont l'expérience avait tant d'autorité ; mais, quant à ce qui est de l'hôpital Sainte-Eugénie, établi depuis neuf ans, il n'y a jamais eu de salle de rechange ni de salle d'isolement; cela est si vrai que l'an dernier un jeune garçon atteint d'hydrophobie ayant été amené dans le service de notre collègue M. Bergeron, il fallut, pour dérober ce triste spectacle aux autres enfants, placer le lit du petit malade dans le cabinet de la sœur.

Dans mes salles de blessés, j'ai eu maintes fois occasion d'observer des épidémies de fièvres éruptives, d'ophthalmies purulentes; et dans ces cas presque toujours ces affections présentaient des complications d'autant plus fâcheuses qu'elles venaient très souvent se joindre à une affection chirurgicale déjà fort grave. L'isolement chez les enfants serait donc bien nécessaire dans quelques-unes des affections contagieuses; car, quelques précautions que l'on prenne, la maladie finit presque toujours par faire de tels progrès que le seul remède pour faire cesser le mal est de fermer la salle, comme cela est arrivé à mes collègues MM. Barthez et Bouchut pour des épidémies de diphthérite et d'ophthalmie purulente.

A ces maladies, sur la transmission desquelles il n'existe aucun doute, il faut encore ajouter l'érysipèle, ce fléau de la chirurgie. Jusqu'à ce jour, nous avions généralement cru que cette affection n'avait d'autre caractère fâcheux que celui d'être parfois épidémique, et que, dans ces moments, il fallait, sauf les cas d'urgence extrême, remettre à une époque plus favorable toutes les opérations susceptibles d'être différées. Malheureusement aujourd'hui des faits nombreux et bien observés ne nous ont que trop prouvé que cette complication morbide, si redoutée après les plaies ou les opérations, pouvait aussi, dans certains cas, se communiquer même à des individus exempts de toute blessure. Qui de nous n'a encore présent à la mémoire toutes les tristes circonstances de la mort du jeune Grenier, fils d'un de nos honorables confrères? Ce fut dans le service de M. Nélaton qu'il contracta l'érysipèle auquel il succomba, et sa mère, qui ne l'avait pas quitté pendant sa maladie, fut également victime de son dévouement.

Quelques jours après on annonçait successivement, la mort de M. Gratteau, élève externe de M. Voillemier à l'hôpital Lariboisière, et celle de l'abbé Poupon, un des aumoniers du même l'hôpital ; tous les deux avaient succombé aux suites d'un érysipèle gagné dans les salles.

Comme à ces observations, on pourrait en ajouter encore plusieurs autres, démontrant aussi la contagion de quelques variétés d'érysipèles, on est nécessairement amené à cette conclusion que ce n'est pas sans des motifs sérieux, que nous réclamons pour que l'on ne réunisse pas indistinctement tous les malades dans la même salle. Reconnaissant du reste que l'isolement absolu de toute affection contagieuse serait une amélioration impossible à réaliser, bornons-nous, pour l'instant, à demander que l'on crée dans chaque hôpital un nombre suffisant de salles de rechange.

Il faut bien au reste que l'administration des hôpitaux ait reconnu le danger que nous signalons, puisque, d'après le règlement de la maison municipale de santé qui est sous sa dépendance, toute personne atteinte d'une maladie réputée contagieuse, lors même qu'elle se déclare dans l'établissement, est obligée de prendre une chambre à part. Si des mesures aussi sévères ont été prises pour prévenir la contagion, c'est que le principe de l'isolement a été reconnu nécessaire, et, d'après ce précédent, il ne peut manquer d'être adopté à l'avenir, au moins dans une certaine limite, dans tous les hôpitaux.

Ces exemples seraient-ils insuffisants pour démontrer l'efficacité de cette mesure, je m'appuierais alors de l'autorité d'un de nos médecins les plus instruits et les plus consciencieux des hôpitaux, M. Briquet. Certes on ne pourra pas l'accuser d'avoir émis dans la discussion une opinion défavorable à notre régime hospitalier; et cependant, dans la séance de l'Académie du 11 mars, après avoir dit que le seul moyen d'arrêter les épidémies de fièvres puerpérales était de placer les femmes accouchées dans des chambres bien aérées, à un ou deux lits, il ajoutait : « J'ai la conviction que pareille mesure prise pour les opérés, qu'il faudrait séparer des autres blessés, ferait cesser la mortalité » dont on se plaint », et il se fondait sur ce qu'il avait vu à Reims dans l'ancien Hôtel-Dieu qui n'existe plus aujourd'hui. « Bien que ce fût le plus affreux hôpital qu'on pût imaginer, » les grandes opérations, telles que taille, amputations, » ablations de tumeurs, réussissaient presque toujours, et » la mort était une rare exception. Mais les opérés étaient » placés dans une salle à part, de six lits, avec autant de » croisées ; il y avait rarement plus de deux ou trois opérés » à la fois ; les autres lits étaient occupés par des privilé- » giés souvent peu malades. A côté de cette petite salle dite » des opérés, était une pièce bien éclairée, bien aérée, où » était un lit dans lequel on plaçait un des opérés sitôt qu'il » avait quelque signe avant-coureur d'infection purulente. » Ainsi, non-seulement on mettait à part les opérés, ils ne restaient plus dans la salle commune, mais on avait encore soin d'isoler celui qui aurait pu infecter les autres.

Je ne terminerai pas ces deux paragraphes sur les fâcheux effets de l'encombrement et sur les dangers du défaut d'isolement dans les maladies contagieuses, sans dire quelques mots d'un endroit désigné sous le nom de dépôt, c'est-à-dire l'établissement où l'on reçoit momentanément les enfants des pauvres malades placés dans les hôpitaux. N'ayant pas eu l'occasion de faire le service aux Enfants trouvés, et n'ayant pas toujours été à même d'examiner les enfants à leur entrée, je dois simplement me borner à énoncer les faits qui sont à ma connaissance.

Ayant fait des recherches sur la cause première des ophthalmies purulentes, j'ai constaté que, si dans une petite proportion, cette maladie semblait avoir été contractée dans des crèches, il était évident que bon nombre d'enfants atteints de cette affection venaient du dépôt. Cette maladie a des conséquences tellement graves que c'est un point sur lequel nous croyons devoir attirer toute la sollicitude de l'administration.

Comme dans toutes les questions, il y a toujours des personnes qui penchent pour les partis extrêmes, il s'en est nécessairement rencontré cette fois, qui, exagérant encore les inconvénients que nous avons signalés dans les hôpitaux, n'ont pas trouvé de meilleure solution de la difficulté que de demander leur suppression. La raison donnée pour justifier cette étrange mesure, était que chez les malades soignés à domicile, la mortalité était beaucoup moins grande. Si cela est vrai pour les femmes en couches, c'est loin d'être prouvé dans les affections de quelque gravité. Cette idée, au reste, n'est pas née d'hier; on la trouve exposée et combattue dans une brochure imprimée en 1787, et intitulée : *Essai sur l'établissement des hôpitaux dans les grandes villes.*

Ce mémoire, assez curieux, et qui semble composé pour la discussion actuelle, est en partie une réponse à un sieur Poyet, qui, proscrivant tout autre système que celui de secourir les malades à domicile, demandait aussi la suppression des hôpitaux. Voici ce que lui répond son adversaire (page 27) : « Je respecte infiniment l'emploi de ces » moyens, et loin de le proscrire comme l'auteur fait des » hôpitaux, je pense qu'il ne saurait être trop encouragé. » Mais autant ce système est louable, renfermé dans de » justes bornes, autant il devient dangereux si on veut le « rendre unique et exclusif. » Notons que ces lignes étaient écrites il y aura bientôt un siècle, à une époque où l'Hôtel-

Dieu n'avait pas encore subi les grandes réformes réclamées par Bailly et Tenon.

Pour nous, bien loin de proscrire les hôpitaux, nous demandons qu'on les multiplie, et qu'au lieu d'augmenter le nombre des lits dans les établissements du centre, où cela est inutile, on en crée de nouveaux dans les localités les plus peuplées et les moins favorisées par la fortune. Cette augmentation, qui est tellement indispensable pour les adultes, que M. Davenne disait à l'Académie que l'administration était souvent forcée, à son grand regret d'ajourner, faute de lits disponibles, l'admission de malades dangereusement atteints, qui lui revenaient plus tard quand le mal s'est encore aggravé, n'est pas moins nécessaire pour les enfants. En effet, malgré une population de plus de 1523 enfants malades, répartis de la manière suivante : Enfants malades, rue de Sèvres, 698 ; hôpital Sainte-Eugénie, rue de Charenton, 425 ; établissements de Laroche-Guyon, de Berck et de Forges, 300, nous sommes obligés tous les jours de refuser aux consultations des enfants atteints d'affections aiguës. Quant à ceux qui ont des maladies chroniques souvent fort graves, leur tour d'admission n'arrive qu'au bout de plusieurs mois, tant le nombre d'inscription est considérable. Dans ce moment, pour l'hôpital Sainte-Eugénie seul, le nombre des enfants inscrits pour les chroniques est de 75 garçons, 97 filles ; total, 172.

Voilà donc malgré un effectif de plus de 1500 lits, 172 enfants attendant pour entrer à l'hôpital. A quelle époque le tour d'admission des derniers pourra-t-il arriver? D'après le calcul des sorties et des décès, ce ne sera guère avant six mois. Peut-on faire une semblable réponse aux familles? Non, cela serait fait pour décourager les plus persévérants. Et que deviendra pendant tout ce laps de temps une maladie quelquefois aussi grave qu'un mal de Pott, qu'une tumeur blanche? Malgré tous les soins donnés au traitement externe, malgré la délivrance de bains, de médicaments, le plus habituellement, elle fera des progrès d'autant plus rapides, que l'enfant restera dans le milieu insalubre qui a été la cause première de son affection. Maintenant, si on considère la question sous un autre point de vue, il est évident qu'on aura d'autant plus de chances pour obtenir une guérison prompte et durable, que les enfants seront admis à une époque plus rapprochée du début de la maladie. Pour quelle raison voyons-nous si rarement dans la clientèle privée des tumeurs blanches amener les tristes résultats que nous observons à l'hôpital? Ce n'est pas que la scrofule soit rare dans le monde, mais c'est que dès l'instant qu'un enfant commence à souffrir d'une articulation, ou pour peu qu'il boite, les parents s'en occupent tout de suite. Et comme il est plus facile de prévenir que de réprimer, on est presque certain d'obtenir un heureux résultat si le mal est pris à temps. Ainsi pour ce qui est de la coxalgie, qu'elle soit traumatique ou spontanée, presque toujours nous avons pu conjurer les accidents lorsque l'affection était à son début. Pouvons-nous le faire lorsque la maladie date de six à sept mois et que la suppuration est déjà établie? Il est évident que dans maintes circonstances l'affection à déjà fait de tels progrès qu'on ne peut plus même songer à une opération.

Certes, le décret impérial qui changea la destination de l'hôpital Sainte-Marguerite, consacré aux adultes, et en fit un hôpital d'enfants, fut un véritable bienfait pour la classe indigente. Mais quand on saura que, malgré cette nouvelle création, les hôpitaux de Paris n'ont encore aucun asile pour les enfants incurables, et que, de plus, par suite du règlement en vigueur, les enfants sevrés, sauf quelques exceptions excessivement rares, ne peuvent pas être admis avant l'âge de deux ans, on est bien obligé de convenir que le nombre des lits est insuffisant.

Lorsque nous disons que les hôpitaux n'ont pas d'établissement pour les enfants atteints de maladies incurables, nous croyons être dans le vrai, car on ne peut pas regarder la division réservée, à Bicêtre et à la Salpêtrière, aux idiots et aux épileptiques, comme remplissant convenablement la lacune que nous signalons. Voici du reste ce qu'en dit M. le docteur Girard de Cailleux, inspecteur général du service des aliénés de la Seine, dans son rapport adressé en 1862 à M. le préfet.

« Ces bâtiments, qu'il serait trop long de décrire, sont
» occupés, d'une part, par les épileptiques, et de l'autre par
» les enfants idiots et épileptiques. Ici dortoirs, réfectoires,
» préaux, lieux d'aisances, sont si insalubres, si mal
» disposés, si lugubres, qu'on ne peut que gémir sur un
» pareil état de choses et implorer le marteau des démo-
» lisseurs. »

Les petites filles placées à la Salpêtrière sont-elles mieux partagées? Voici ce qu'on lit un peu plus loin.

« Le quartier où sont confondues les enfants épileptiques
» est encombré: les réfectoires placés en contre-bas du sol
» sont humides, obscurs et infects; les salles d'étude et de
» réunion sont insuffisantes: les préaux où les enfants
» prennent leurs ébats sont tristes et entourés de murailles:
» tout, en un mot, appelle dans ce quartier une réforme
» radicale. »

Craignant d'après une semblable peinture, que notre confrère n'eût peut-être involontairement assombri ce tableau, j'ai voulu me rendre compte par moi-même de tat des choses. Successivement j'ai visité les deux divisions des idiots et des épileptiques, enfants et adultes; j'ai même parcouru les grands et petits dortoirs situés dans les combles du pavillon Mazarin de la Salpêtrière, et j'ai constaté avec tristesse que tout ce que M. Girard de Cailleux avait dit, n'était que trop vrai. Mais au lieu de me laisser aller au découragement, j'ai pensé qu'en signalant de nouveau à l'attention et à la sollicitude de l'Académie ces faits qui se rattachent à la grande question de la salubrité des hôpitaux, c'était peut-être le meilleur moyen d'y faire porter un prompt remède.

L'administration des hôpitaux, qui a compris combien pour les enfants le manque de lits était une chose fâcheuse, a cherché, dans la limite de ses ressources, à combler cette lacune et à faire des places en envoyant à la Roche-Guyon et à Forges près de 200 scrofuleux. Ces premiers essais, continués pendant plusieurs années, ont donné dans les deux établissements d'excellents résultats, et nous avons tous pu constater quelle heureuse influence le grand air de la campagne, une saine nourriture et une hygiène fort simple, pouvaient avoir sur ces malheureux enfants affaiblis par les privations et la maladie. C'était déjà une grande amélioration introduite dans la thérapeutique de l'enfance; mais la plus grande de toutes, et certainement celle qui nous semble devoir être le plus encouragée, c'est la fondation du nouvel hôpital de Berck-sur-Mer, dans le département du Pas-de-Calais.

L'établissement de Berck n'étant jusqu'à ce jour connu que de fort peu de personnes, il est bon de donner quelques détails à ce sujet.

En 1855, M. le docteur Perrochaud, de Montreuil-sur-Mer, ayant envoyé quelques enfants scrofuleux prendre les bains, les résultats obtenus furent tellement satisfaisants, que de concert avec M. Faire, sous-inspecteur de l'administration à Montreuil, il envoya deux ans après une douzaine d'enfants, pour étudier de nouveau les effets de cette énergique médication ; puis, en 1859, il porta le nombre des malades jusqu'à trente. Ces deux tentatives ayant complétement réussi, il en fit part à M. Husson, qui, non-seulement accueillit avec un grand intérêt le rapport qui lui était adressé, mais donna l'autorisation d'installer sur le bord de la plage soixante enfants, garçons et filles, dépendant de l'administration des hôpitaux : ces enfants furent confiés aux soins de religieuses franciscaines. En 1860, M. le directeur général s'étant bien convaincu de tous les avantages que l'on pourrait retirer d'une semblable création, s'en occupa d'une manière toute spéciale, et l'an dernier, dans le courant de juillet, l'établissement de Berck reçut 50 garçons et 50 jeunes filles provenant des hôpitaux de Paris.

Cet hôpital, qui est construit en bois comme presque toutes les habitations de l'endroit, n'a rien de monumental, comme on doit le pressentir, mais il a cependant un aspect très convenable ; et ce qui fait encore plus d'honneur à M. Lavezzari, l'architecte, c'est la manière heureuse dont il a conçu le plan et compris les distributions. C'est dans cet établissement placé au beau milieu des dunes, à quelques pas d'une vaste et magnifique plage, que les enfants qui avaient été amenés de Paris allaient passer non-seulement le reste de la belle saison, mais encore tout l'hiver. Cette tentative hardie fut couronnée par le plus éclatant succès.

Sous l'influence des bains, d'une insolation prolongée, et enfin de cet air vivifiant que l'on respire aux bords de la mer, tous les enfants se sont complétement modifiés; les forces, les couleurs, l'embonpoint sont promptement revenus, même chez ceux qui devaient encore subir des opérations pour des nécroses, et déjà dans l'espace d'une année nous avons pu constater plusieurs belles guérisons. Il y a un mois, lorsque nous sommes retournés à Berck avec M. le directeur général et mes deux bons collègues Barthez et Bergeron, c'était pour nous un véritable plaisir de voir tous ces petits visages joyeux, hâlés par le soleil et ayant toute l'apparence de la santé. Quelle différence avec ces malheureux êtres étiolés, si tristes, si languissants à leur départ de Paris ! nous ne pouvions plus les reconnaître, et sans la vue de quelque pauvre écloppé, sautillant avec sa béquille, on n'aurait jamais cru être dans un hôpital.

Après un résultat aussi beau, il ne nous reste qu'un vœu à faire, c'est que M. Husson puisse donner à ce nouvel établissement toute l'importance qu'il mérite. Que quatre ou cinq cents lits soient promptement créés à Berck, et alors nos hôpitaux de Paris se trouveront un peu allégés, et nous verrons, je l'espère, dans peu de temps, cesser cette mesure réglementaire si malheureuse dans ses conséquences, qui défend d'admettre dans nos services les enfants sevrés au-dessous de deux ans. Ainsi donc, bien loin de vouloir diminuer le nombre des lits, je serais pour qu'on les augmentât dans une proportion convenable, et qu'on réduisît autant que possible les secours médicaux à domicile.

J'ajouterai, à l'appui de cette opinion, que sur dix enfants qu'il faut amputer pour des tumeurs blanches, huit ont été soignés en ville. Il ne faudrait pourtant pas imputer ces résultats déplorables aux médecins chargés de la rude tâche des bureaux de charité ; car, outre qu'ils ont souvent à combattre une tendresse maladroite des parents, ou une négligence et une incurie sans nom, ils se trouvent de plus en présence d'une misère excessive. Que peuvent alors contre tant d'obstacles la science et la charité? Rien, si ce n'est échouer. La création d'un nouvel hôpital d'enfants est d'autant plus nécessaire, que par une foule de considérations qui ont été exposées par M. Davenne, on ne peut pas même créer des services distincts d'enfants, dans des hôpitaux d'adultes.

Pour compléter ce travail, il faudrait aussi parler de toutes les améliorations à faire en ce qui concerne le chauffage, l'aération et la ventilation artificielle dans les hôpitaux; car ces conditions hygiéniques ont une telle influence, qu'elles suffisent souvent pour prévenir ou faire disparaître les complications les plus fâcheuses.

Leur action est telle, me répétait encore ces jours derniers M. le docteur Boudin, que depuis l'application à Vincennes des nouveaux systèmes de chauffage et de ventilation artificielle, non-seulement la durée du séjour à l'hôpital était moindre, mais qu'il n'y avait plus ni érysipèles, ni pourriture d'hôpital. Seulement, ajoutait-il, comme il l'a consigné dans son mémoire, il faut savoir choisir et payer suivant sa valeur ce qui est réellement bon, et ne pas, lorsqu'il s'agit de questions aussi importantes, les exposer aux chances déplorables d'une soumission au rabais.

Il y a eu des essais comparatifs faits à Beaujon et à Lariboisière; que l'on compare les résultats, et que l'on agisse ensuite d'après cette donnée.

Si je n'avais craint de donner à cette note trop d'étendue, j'aurais pu examiner en outre beaucoup d'autres questions relatives à l'hygiène de nos hôpitaux. L'absence de promenoirs d'hiver, d'où, pour les convalescents, l'obligation, dans les mauvais temps, de rester constamment enfermés dans les salles, ce qui trouble le repos des malades et vicie certainement l'atmosphère. Au risque même d'encourir, de la part de quelques personnes, le reproche de ne m'occuper que de détails accessoires et de peu d'importance, j'aurais dû signaler tous les inconvénients de l'absence de séchoirs à air libre et de l'éloignement des salles d'opération et des salles de bains. En effet, sans parler de tout ce que ce spectacle a de triste, de voir étendu sur une rampe d'escalier le matelas ou la couverture du dernier mourant et de rencontrer, n'importe en quelle saison, par les couloirs ou les cours, le blessé qui vient de subir une grave opération, il y a de véritables et sérieuses raisons d'hygiène qui veulent que ces usages disparaissent de nos hôpitaux. Une autre amélioration qu'il serait désirable de voir introduire dans notre système hospitalier, ce serait le transport des malades du Bureau central aux hôpitaux en voiture, comme cela se pratique pour les militaires.

On s'est beaucoup diverti en entendant la description de l'état du linge et de la pharmacie de l'hôpital de Westminster. Certes, le modèle à suivre était bien choisi ; mais si les rieurs, en rentrant, avaient consulté le rapport fait par M. Horteloup, au nom de la commission médicale de 1841 et 1842, très certainement, en lisant les pages 10 et 36, ils auraient pensé à leur tour qu'avant de se moquer de la paille implantée dans l'œil du voisin, il faudrait d'abord commencer par se débarrasser de sa poutre.

Bien que la discussion sur l'hygiène des hôpitaux ait mis en relief quelques-unes des imperfections qu'il faut faire disparaître, si l'on veut étudier à fond cette question et connaître tout ce que l'administration a fait et ce qui lui reste à faire, il faut lire les rapports des commissions médicales. Malheureusement, depuis plus de dix ans, ils ont cessé de paraître ; mais ceux qui ont été publiés sont encore d'un immense intérêt, et ils prouvent que toutes les fois que le corps médical a été convoqué dans le but d'éclairer le conseil, jamais il n'a manqué à sa mission.

Pour quels motifs les commissions médicales ne sont-elles plus convoquées annuellement ? L'article 18 du règlement de 1830 est-il abrogé ? est-il simplement tombé en désuétude ? Nous l'ignorons, et nous émettons le vœu que cette sage et utile mesure, qui avait produit de si heureux résultats, soit remise en vigueur. Nul doute, en effet, que bien des réclamations qui se sont produites n'eussent reçu pleine satisfaction si elles avaient pu être soumises au conseil.

Aujourd'hui que, par un incident inattendu, l'attention publique est dirigée sur cette question si importante de l'hygiène des hôpitaux, et que l'assemblée la plus compétente pour la juger s'en trouve saisie, il est du devoir de tous ceux qui l'ont étudiée, de répondre à l'appel si loyal fait par M. le directeur général, et de faire connaître toutes les améliorations et toutes les réformes à opérer ? En agissant autrement, l'administration serait en droit de nous reprocher plus tard d'avoir failli à notre mission, en gardant le silence et en lui refusant le concours de notre expérience et de nos conseils. Mieux vaut en pareil cas être exagéré dans ses réclamations que de se montrer indifférent ; car si l'on peut facilement relever une erreur, on ne peut pas toujours découvrir le mal caché.

En résumé, il résulte évidemment des débats qui ont eu lieu devant l'Académie, que, malgré leur supériorité d'ensemble, nos hôpitaux réclament encore de nombreuses et grandes réformes ; et bien qu'en apparence il y ait eu sur certains points des divergences d'opinions, chacun est arrivé à cette conclusion finale, c'est que, malgré toutes les améliorations qui ont été faites depuis le commencement de ce siècle, nous sommes encore loin de ce que nous devrions être. Nous péchons par les premières lois de l'hygiène. Rien au reste ne donne plus à réfléchir sur l'ensemble de la question, que le discours de M. le professeur Renault, ancien directeur de l'Ecole d'Alfort. Qu'arrivait-il avant les grandes réformes hygiéniques opérées sous sa direction? La mortalité dans les infirmeries était excessive, toutes les opérations échouaient; tandis qu'à la porte même de l'école d'effrontés empiriques allaient jusqu'à répondre du succès. Instruit par l'expérience et fort des observations qu'il avait faites, il change la disposition des écuries, les aère, les assainit, fait cesser l'encombrement; et dès cet instant tout change, la pourriture d'hôpital, la résorption purulente disparaissent, et les opérations réussissent. Pouvait-on invoquer les différences de tempérament, de constitution, de climat? Non, c'étaient les mêmes malades, mais cette fois traités suivant les lois d'une hygiène bien comprise. Lorsque l'on a sous les yeux de semblables enseignements, faut-il donc aller à l'étranger demander des leçons? Non. Mais comme dans les sciences d'observation il faut pourtant bien se rendre à l'expérience, sachons tirer d'utiles conclusions des faits si positifs énoncés par MM. Larrey, Michel Lévy et Renault sur les effets désastreux de l'encombrement et des autres causes d'insalubrité. Certes, si, comme l'a dit Cuvier : « la vérité elle-même a besoin de » patrons pour se produire avec succès dans le monde, » quelque évidente qu'elle puisse être » (Cuvier, *Éloge de Palisot de Beauvois*), il me semble que cette fois elle est assez bien appuyée pour être enfin accueillie, même par les plus incrédules.

Les réformes généralement réclamées peuvent-elles s'appliquer avec avantage aux anciens hôpitaux? Nous n'en doutons pas; seulement nous ne pouvons nous dissimuler que la solution d'une question d'un ordre aussi élevé que celle qui s'agite, soulèvera de nombreuses difficultés d'exécution, et qu'elle entraînera l'administration dans des frais qu'il est impossible de calculer quant à présent. Il lui faut donc, pour traverser cette crise qu'elle invoque, l'assistance de l'État. Aussi serait-on tenté, dans ce moment vraiment difficile pour elle, de répéter cette phrase empruntée au mémoire que j'ai déjà cité : « Il est temps » désormais que ce besoin (d'améliorer les hôpitaux) » prenne sa place parmi ceux qui excitent sans relâche la » sollicitude et la vigilance du ministère; et tandis que les » trésors de l'État sont ouverts pour encourager les arts et » les cultures, pour embellir nos villes, pour perfectionner » les haras et le soin des troupeaux, pour mille autres objets » intéressants sans doute, mais moins pressants, il est bien » juste qu'enfin ils s'ouvrent aussi pour la conservation de » l'espèce humaine. »

Pour nous, dans une pareille circonstance, nous ne pouvons douter de la sollicitude de l'autorité; et si elle a provoqué cette enquête si utile, c'est qu'elle est toute disposée à faire tous les sacrifices nécessaires pour faire cesser un état de choses qui ne saurait durer plus longtemps.

CONCLUSIONS.

S'il m'était permis, à la fin de ce travail, de soumettre à l'Académie quelques conclusions, je dirais :

1° Que l'expérience et les faits, n'ayant que trop souvent

prouvé l'influence fâcheuse de l'encombrement, il faudrait, au lieu d'augmenter le nombre des malades dans les anciens hôpitaux, consacrer les nouvelles constructions que l'on doit y faire à desserrer les lits, trop rapprochés dans quelques services.

2° L'occupation permanente des salles pendant un temps indéfini étant également une cause d'insalubrité, leur évacuation successive et régulière devrait avoir lieu à des époques fixées par un règlement. Afin de ne pas ralentir le mouvement des admissions, il y aurait par chaque hôpital plusieurs salles de rechange, pouvant momentanément, dans les épidémies, être utilisées pour des services supplémentaires.

3° Le défaut d'isolement dans certaines affections contagieuses pouvant favoriser leur développement, et étant peut-être aussi la cause des insuccès dans les grandes opérations, il serait bon de consacrer dans tous les hôpitaux un certain nombre de petites salles spacieuses, bien aérées, etc., aux malades dont nous venons de parler.

4° Mettre à profit toutes les remarques pleines de justesse qui ont été faites dans le courant de la discussion sur le chauffage, l'aération, la ventilation des salles, l'éloignement des salles d'opérations, l'absence de promenoirs d'hiver, de séchoirs à air libre, et l'état déplorable des latrines, etc., pour remédier le plus promptement possible à tout ce que cela présente de défectueux.

5° Loin de chercher à restreindre le nombre des hôpitaux, il serait au contraire bien urgent d'en créer de nouveaux dans les quartiers les plus éloignés de tout secours. Ces hôpitaux ne devraient pas être de plus de 300 lits; ils devraient nécessairement être construits d'après des plans bien étudiés et soumis à l'approbation des médecins des hôpitaux.

6° Dans l'intérêt des malades et pour assurer la régularité du service, il serait bien à désirer que tous les internes fussent logés dans les hôpitaux. Seulement, comme M. Trébuchet l'a si bien fait observer à l'Académie, il faut que ces élèves que leurs fonctions obligent à passer des heures entières auprès des malades ou dans des salles d'autopsie, aient au moins des logements qui ne laissent plus à désirer, soit au point de vue de la salubrité, soit au point de vue des convenances.

7° Afin de bien connaître la situation actuelle des hôpitaux, une commission devrait visiter en détail chaque hôpital, pour se rendre compte des améliorations de tout genre qu'il est urgent d'y introduire. Cette commission devrait se concerter avec les chefs de service et les membres du conseil de surveillance chargés spécialement des divers établissements. Cette première enquête, faite avec soin, serait déjà un grand acheminement vers les réformes si utiles que nous demandons, en mettant sous les yeux de l'autorité ce qu'il est indispensable de faire tout de suite.

8° Comme dernière conclusion, je dirais qu'il serait bien utile que l'on en revînt à l'exécution de l'article 18 du règlement de 1830, qui dit que tous les ans les médecins, chirurgiens et pharmaciens des hôpitaux et hospices civils de Paris se réuniront en assemblée générale, et qu'une commission composée de quatre médecins, de deux chirurgiens et d'un pharmacien, sera chargée de recueillir les observations relatives au service de santé pour en faire un rapport au conseil général. Rien ne prouvait plus toute la sollicitude du conseil pour les malades que cet article de nos réglements. Comment se fait-il donc que depuis près de dix ans il n'y ait eu aucun rapport ? M. le docteur Michel Lévy a eu soin, dans son discours à l'Académie, de faire remarquer cette lacune si fâcheuse, et il a insisté pour que cet article du réglement fût remis en vigueur.

9° Enfin, n'est-ce pas l'occasion de rappeler un vœu bien souvent exprimé dans leurs rapports par les chefs du service de santé, qu'il serait bien désirable de voir s'établir des relations intimes et toutes de bienveillance entre eux et les membres du conseil de surveillance des hôpitaux. Que d'améliorations seraient obtenues, que de difficultés seraient aplanies, si ces rapprochements tant souhaités étaient plus fréquents !

Paris, 3 juin 1862.

Paris. — Imprimerie de L. Martinet, rue Mignon, 2.

PLAN DE L'HOPITAL DE ROTTERDAM.

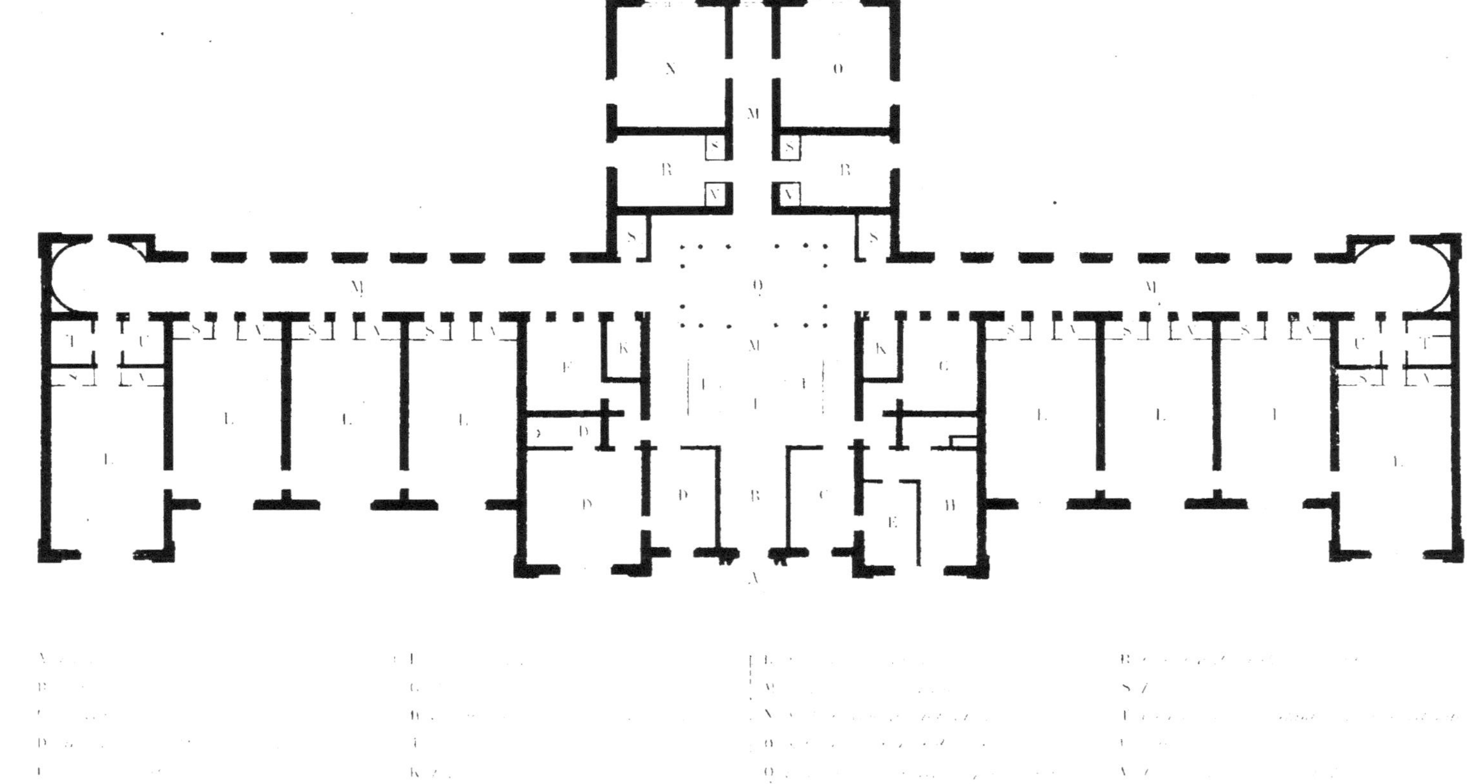

Paris. — Imprimerie de L. Martinet, rue Mignon, 2.

www.ingramcontent.com/pod-product-compliance
Ingram Content Group UK Ltd.
Pitfield, Milton Keynes, MK11 3LW, UK
UKHW021032180726
13838UKWH00004B/1755

9 782329 381244